DE L'ASEPSIE

EN

CHIRURGIE DENTAIRE

Communication faite à l'Association des Dentistes
du Sud-Est de la France, réunie les 1er et 2 novembre 1891,

Par M. E. SCHWARTZ,

CHIRURGIEN-DENTISTE A NIMES

NIMES
IMPRIMERIE CLAVEL ET CHASTANIER
F CHASTANIER, SUCCESSEUR
12, rue Pradier, 12.

1894

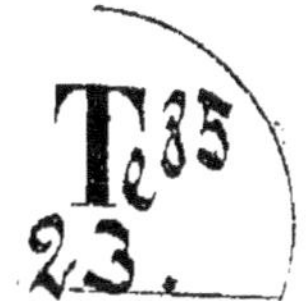

DE L'ASEPSIE

EN

CHIRURGIE DENTAIRE

———

Communication faite à l'Association des Dentistes
du Sud-Est de la France, réunie les 1er et 2 novembre 1894,

Par M. E. SCHWARTZ,

CHIRURGIEN-DENTISTE A NIMES

———

NIMES
IMPRIMERIE CLAVEL ET CHASTANIER
F CHASTANIER, SUCCESSEUR
12, rue Pradier, 12.
———

1894

DE L'ASEPSIE

EN

CHIRURGIE DENTAIRE

Les récents traités de chirurgie débutent généralement par un chapitre détaillé des soins d'asepsie que le chirurgien doit prendre en vue d'une opération.

Ces soins sont ceux qui précèdent l'opération, ceux qui en accompagnent les cours, et enfin ceux qui la suivent.

Ce chapitre contient d'utiles enseignements que les dentistes doivent mettre à profit.

M. le docteur Forgues, professeur à la faculté de Montpellier, a traité ce sujet dans son ouvrage de chirurgie avec beaucoup de talent. L'asepsie et l'antisepsie sont pour l'auteur et ses confrères une des causes principales des bons résultats d'une opération ; aussi pour répandre et vulgariser ses théories, a-t-il réuni ses préceptes et conseils en un opuscule qui a été apprécié par le monde médical, ayant pour titre : *L'asepsie en chirurgie courante, en chirurgie urgente et à la campagne.*

Nous n'avons pas la prétention de traiter ce sujet au

point de vue purement scientifique, nous nous attacherons surtout aux moyens pratiques et journaliers de réaliser l'asepsie durant nos opérations. Nous ne parlerons donc pas de l'antisepsie dans les traitements dentaires, mais de la stérilisation de notre matériel d'instruments.

La bactériologie a révélé tant de germes et de microbes pathogènes pouvant infecter notre organisme, qu'il est du devoir de l'opérateur de prendre toutes les précautions possibles pour les écarter du foyer opératoire durant le cours d'une opération.

Nous constaterons que l'asepsie des instruments des chirurgiens poussée très loin, est pour eux une cause de grandes préoccupations.

L'asepsie n'est en somme que la forme rigoureuse de la propreté ; il s'agit de la pratiquer convenablement et de ne pas pousser les choses à l'excès.

Si dans la grande chirurgie on est forcé de pratiquer à ses derniers degrés la stérilisation des instruments et des mains, c'est que le foyer opératoire se présente souvent dans des conditions trop faciles à infecter. Dans nos opérations les dangers sont moins grands ; mais les dentistes ne doivent pas rester en arrière de toutes ces précautions et nous devons autant que les grands chirurgiens aseptiser nos outils d'une façon aussi complète que possible.

Le champ de nos opérations reste limité à la bouche, et, vous savez cependant de combien de microbes et de maladies elle peut être infectée. Ce n'est pas surprenant, elle est la porte d'entrée de tous les éléments nécessaires à notre nutrition, et les germes de toute nature peuvent s'arrêter dans les interstices et les caries dentaires, où leur reproduction est favorisée par une température et un milieu humide propices.

Il y a des microbes très dangereux, mais si une espèce reste stationnaire et ne se développe pas chez certains individus protégés par l'immunité, elle peut chez d'autres occasionner des accidents graves.

Nous ne voulons pas nous étendre sur les diathèses et les dangers de leur inoculation, mais il existe certaines idiosyncrosies qui méritent que nous en parlions, par exemple le diabète.

Vous savez, Messieurs, combien le terrain d'un diabétique est facile à s'infecter et combien une plaie, si minime soit-elle, peut devenir funeste pour lui. Or, il peut nous arriver des clients atteints de cette maladie sans que nous puissions de prime abord la reconnaître. S'il advient que la muqueuse soit piquée avec un instrument septique, nous pouvons leur inoculer un germe qui peut amener des complications. La plaie que laisse l'avulsion d'une dent peut aussi s'infecter et provoquer un abcès alvéolaire, consécutif à l'opération, tels que nous en avons parfois constatés.

Chez d'autres sujets dont la bouche est dans un état de malpropreté excessif, comme hélas nous en voyons trop souvent, il peut se produire une auto-inoculation ; en effet, si notre instrument entraîne de ce limon rempli de milliers de microbes, et qu'il soit poussé dans une fissure de la muqueuse, il peut aussi engendrer une infection. Enfin les accidents syphilitiques, dont la contagton est si facile, sont aussi des dangers des plus graves.

C'est pour éviter le transport de ces ferments que l'asepsie de nos instruments doit être pour nous une obligation des plus sérieuses et doit avoir pour complément indispensable la désinfection préalable de la cavité buccale comme nous le verrons dans un instant.

Les bactériologistes ont en effet ces derniers temps appelé l'attention du monde médical et même du public sur les dangers qu'il y a pour un malade à se faire soigner la bouche, les dents et la gorge par un opérateur peu scrupuleux de la propreté de ses instruments, précisément à cause de la possibilité de l'inoculation de certains microbes.

L'éveil est donc donné ; aussi, pour rassurer les personnes intéressées, nous désirons qu'elles sachent que nous nous sommes préoccupés de cette question avec toute l'importance qu'elle comporte, et que nous suivons les préceptes que les récentes découvertes de la bactériologie met au service de la science chirurgicale.

Il nous revient en mémoire, qu'un professeur de chirurgie d'une faculté nous disait il y a quelques mois : nous sommes toujours heureux d'adresser nos malades à un dentiste dont nous connaissons le talent, mais il nous arrive parfois que l'on nous demande un dentiste recommandable par sa propreté. Rappelons cela, Messieurs, et nous ne serons jamais suspects de négligence.

II.

L'arsenal des instruments dentaires est devenu, par suite des perfectionnements, très nombreux, et tend à augmenter sans cesse, aussi les soins d'entretien réclament-ils beaucoup de temps. Combien de fois après avoir terminé deux aurifications de cavités différentes, ne relevons-nous pas près de vingt instruments qui ont passé dans la bouche du patient, sans compter la collection de forêts et des fraises, lesquels après l'opération sont plus ou moins septiques.

La nécessité d'employer ces nombreux outils fait que leur stérilisation est pour nous une question importante, c'est un travail long et minutieux auquel on devrait préposer une personne spéciale pour obtenir de bons résultats, et faire usage du procédé le plus actif et le plus rapide.

L'idéal des procédés de stérilisation est sans contredit l'étuve sèche, mais il est trop long pour nous qui opérons toute la journée et n'avons pas toujours en double tous nos instruments. Nous croyons que ce qu'il y a de plus pratique est l'emploi du bouilleur à fond mobile ; on y verse une solution de carbonate de soude dans les proportions de 1 °/₀ qui a l'avantage de porter la température à l'ébullition au-delà de 100 degrés.

Avant de faire bouillir les instruments, le docteur Forgues recommande de bien les laver. Voici ce qu'il dit à ce sujet :

« Que vos instruments soient propres : il devient facile alors de les rendre aseptiques. Le nettoyage mécanique a dans leur désinfection, la part dominante.

Si on laisse, après leur emploi, le sang, le pus et les secrétions se dessécher en croûtes adhérentes ; si, par leur immersion immédiate dans l'eau très chaude ou dans une solution phéniquée forte, on facilite encore la coagulation des substances albuminoides de ces tâches; si on ne les essuie pas avec le plus grand soin et qu'on laisse la rouille, habile à pénétrer les points faibles du nikelage, les recouvrir, voilà des germes inclus dans ces couches protectrices, abrités ainsi contre les agents désinfectants, et dont la stérilisation deviendra malaisée.

Après chaque opération, rincez largement les instruments dans l'eau froide, brossez-les dans un savonnage tiède, brossez surtout leurs parties accidentées, les mors cannelés des pinces, les articulations qui doivent être mobiles, etc. ; faites suivre d'un brossage à l'alcool et d'un bouillissage de quelques minutes dans la solution sodique. »

L'ébullition de 3 à trois minutes est suffisante pour nos petits instruments, ceux à manche en ivoire ou en bois seront maintenus debout ; les daviers et tous les outils qui auront été maculés de sang ou de pus, devront bouillir au moins cinq minutes ; ceux qui auront servi aux malades ayant soit des ulcérations ou toute autre maladie suspecte, pouvant avoir des dangers d'infection, devront bouillir de vingt à trente minutes, de cette façon, tout germe sera anéanti et on sera certain qu'on aura satisfait par ces soins à toutes les exigences. Quand les instruments sortent du bouilleur, ils devront être essuyés avec un linge lessivé et ne plus avoir de contact avec d'autres objets non stérilisés.

A part les instruments qui ont servi dans une bouche infectée, et ceux souillés de sang, notre outillage n'a pas besoin de passer par d'autres procédés antiseptiques que ceux indiqués ci-dessus, attendu qu'une bonne partie nous sert souvent, alors que les cavités sont préparées et la digue placée, nous en dirons autant de ceux qui servent à placer les pansements d'acide phénique phéno-salyle ou autres antiseptiques.

Le bouillissage à la soude a ce précieux mérite d'être vite fait et n'abîme pas le tranchant de nos rugines et de nos fraises, comme le fait le feu, cet autre idéal de l'antisepsie.

Notre outillage ainsi aseptisé après chaque opération, devra être conservé dans cet état, et, pour cela il nous faudra renoncer complètement aux fonds de velours de nos tiroirs qui recèlent d'innombrables germes pathogènes. A notre avis, tous nos instruments doivent reposer sur deux tringles en métal nickelé afin de ne jamais toucher le fond des tiroirs ; cette disposition très simple, permet de prendre facilement l'outil dont on a besoin.

Pour nous éviter les soins de chaque moment de nos instruments, il conviendrait d'en avoir un certain nombre en double ou en triple exemplaires, surtout ceux dont on a souvent besoin, de façon à n'avoir de stérilisation à faire qu'après avoir donné les soins à plusieurs clients, mais dans ces conditions, les instruments employés doivent être placés de côté pour être emportés.

A part ces précautions de propreté de notre outillage, il y en a d'autres non moins importants, telle que la propreté parfaite des mains et des ongles qui est élémentaire, mais encore faut-il de toute rigueur affirmer ces soins en présence des clients par un rinçage ; il est donc de toute nécessité d'avoir dans son cabinet une fontaine-toilette.

La tablette qui nous sert à supporter nos instruments pendant les opérations doit être recouverte d'une plaque de verre ou de métal, mais les outils y glissent trop facilement et produisent un cliquetis quand on les pose un peu vite ; elles peuvent être avantageusement remplacées par de petites serviettes lessivées que l'on renouvelle.

Il serait bon, ainsi qu'on le pratique en chirurgie courante, que l'on fasse la désinfection préalable du champ opératoire, qui dans la cavité buccale peut être suffisamment réalisée par un rinçage à l'eau bouillie.

Pour compléter notre cadre, nous ajouterons que pour prévenir toute crainte de la part de nos clients, il faudra leur servir après l'opération comme rince-bouche un dentifrice simple au salol.

En prenant ces précautions, Messieurs, vous gagnerez davantage l'estime de votre clientèle et nul doute que cette estime ne soit profitable à tous et à chacun de vous en particulier.

Si maintenant nous prenons vis-à-vis de nos malades ces précautions antiseptiques, nous devons réclamer d'eux une certaine réciprocité en leur demandant de ne jamais se présenter dans nos cabinets sans avoir pris les mesures préalables de propreté de leur bouche, et, nous devons avoir pour principe de renvoyer à une autre visite tous ceux qui n'auront pas rempli ces soins de première nécessité quand on va consulter son dentiste.

Nîmes. — Typ. F. Chastanier.